МЕЛЬМАН НЕЛЛИ

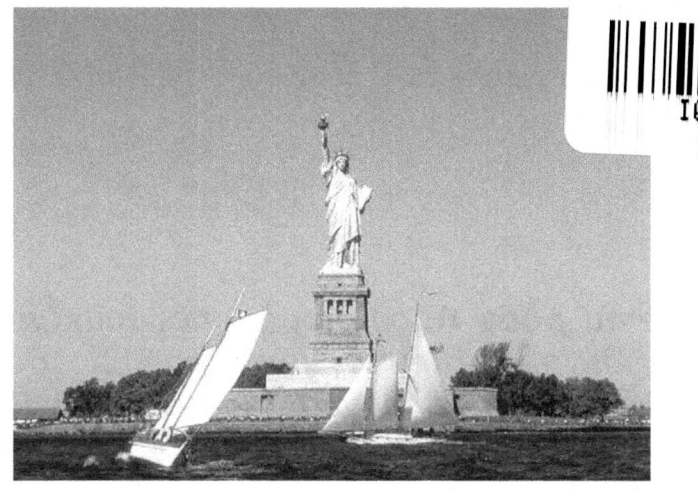

О СОЦИАЛИЗАЦИИ* РУССКИХ ЕВРЕЕВ ВРАЧЕЙ В США

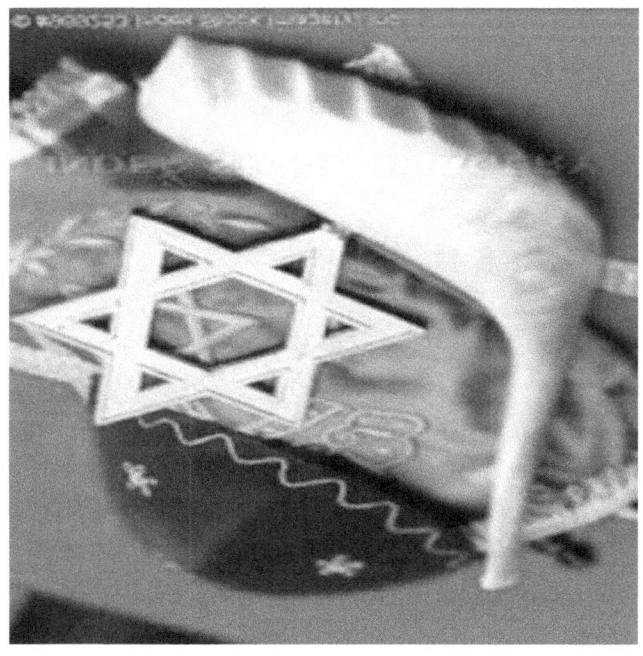

ВАШИНГТОН
2013

Пусть же дети рода Авраамова, поселившиеся на этой земле, и впредь заслуженно пользуются добрым к ним отношением со стороны других жителей, когда каждый сможет сидеть безопасно под своей собственной виноградной лозой и смоковницей и ничто не будет угрожать ему"

Джорж Вашингтон

* *Социализация - процесс усвоения человеческим индивидумом определенной системы знаний, норм и ценностей, позволяющих ему функционировать в качестве члена общества, обладающего определенными правами.*

СОДЕРЖАНИЕ

ВВЕДЕНИЕ 3

О ВРАЧАХ, ПРОДОЛЖИВШИХ ПРОФЕССИОНАЛЬНУЮ ДЕЯТЕЛЬНОСТЬ 9

О ВРАЧАХ НЕ ПРОДОЛЖИВШИХ ПРОФЕССИОНАЛЬНУЮ ДЕЯТЕЛЬНОСТЬ 27

ЭПИЛОГ 40

СПИСОК ОПУБЛИКОВАННЫХ КНИГ 42

ВВЕДЕНИЕ

В 2005 году исполнилось **350 лет** от начала эмиграции евреев в северную Америку. Указанная дата явилась поводом для анализа и всесторонних обобщений этого исторического события. Опубликованы сотни статей, книги, созданы художественные произведения разных жанров и многое другое.

Большие выставки, отражающие различные аспекты эмиграции, экспонировались и продолжают экспонироваться во многих городах США и в других странах.

В эмиграции русских евреев принято различать четыре волны. Каждая волна эмиграции отличается определенными особенностями. Это ,в первую очередь ее причины, масштабы, возрастной и социальный состав, адаптация и т.п.

Первая волна эмиграции относится к концу 19 столетия.

Вторая волна эмиграции пришлась на 1945 - 1947 гг. и включала, главным образом, тех, кто уцелел в огне Второй мировой войны, прошёл через ад гетто и концлагерей.

Третья волна эмиграции началась во второй половине 70-х годов и продолжалась до начала 80-х гг. 20 столетия.

Четвёртая волна - крупнейший исход евреев из Советского Союза, произошла в 1988-1993 гг. в период т.н. "перестройки", когда был разрешён выезд из страны.

Последующие годы эмиграции еще не получили обозначения.

Главным побудительным мотивом первой и второй волн эмиграции евреев из России было отсутствие гарантий их права на жизнь и собственность, еврейские погромы, а также ненормальные социальные и экономические условия жизни в черте оседлости.

Со второй половины 80-х годов т.е. третья волна эмиграции приобрела экономический характер. Кроме того, в ней обозначилась интеллектуальная составляющая. Это произошло вследствие введения в Советском Союзе процентной нормы для евреев при поступлении в высшие и средние учебные заведения, а также запрета заниматься некоторыми видами деятельности (например, работать в военной отрасли).

Последняя волна еврейской эмиграции резко отличалась от предыдущей. В подавляющем большинстве это были хорошо образованные специалисты, с опытом работы в различных отраслях народного хозяйства и науки.

Многочисленные данные свидетельствуют, что третья и четвертая волны эмиграции русских евреев в США характеризуеся самым высоким уровнем лиц с высшим образованием и учеными степенями. Ее образно называют "Утечка умов".

Издавна считается,что врач и музыкант это "еврейские" профессии. Старая еврейская шутка гласит: "Мальчик становится евреем не после бар-мицвы, а когда получает диплом врача".

Естественно думать, что количество врачей, в том числе с учеными степенями (кандидат медицинских наук, доктор медицинских наук) и учеными званиями (доцент, старший научный сотрудник, профессор) было достаточно большим. Это нашло подтверждении и в нашем исследовании.

В решении эмигрировать, наряду с антисемитизмом, для врачей имел значение высокий уровень медицинской науки и практики в странах Запада, в частности в США.

Как выше указано, изучение различных аспектов иммиграции и эмиграции, в частности русских евреев,проводится несколько столетий.

Чаще других проблем изучаются ее причины и последствия для стран исхода и иммиграции. Они проводятся как в общем, так и в отношении ее отдельных,как правило, выдающихся эмигрантов.

Совершенно ясно,что увеличение числа эмигрантов в США, особенно русских евреев, создает реальные предпосылки и диктует необходимость более расширеного и углубленного изучения проблемы, в частности социализации, т.е. вхождения в новое общество.

В последние десятилетия опубликованы отдельные обобщающие статьи, в которых, описываются, главным образом, крупные общины русских еврее в местах их компактного проживания (Нью-Йорк, Лос-Анжелес, Чикаго, Бостон, Балтимор и др.).

С естественной гордостью уже много десятков лет отдельные авторы сообщают о выдающихся русских евреях, внесших вклад в науку и производство Америки и всего мира. Это известные музыканты, композиторы, художники, ученые.

Очень немногочисленные материалы посвящены отдельным видным врачам (С.Золотарев, "Чтобы знали и помнили", Балтимор, Мэриленд, 2002 год).

Единичные сведения отражают эпохальные достижения русских евреев и потомков русских эмигрантов евреев в области теоретических наук, относящихся к медицине.

Так, Залман Яковлевич Ваксман (1908-1985 гг) выходец из Украины, стал лауреатом Нобелевской премии за получение препарата стрептомицин, спасшего жизнь многим миллионам больных туберкулезом.

Всемирно известный ученый, сын эмигрантов из России, Джонс Салк (1914-1995 гг.) создатель вакцины против тяжелого и распространенного в то время заболевания нервной системы – полиомиелита.

Очень немногочисленная мемуарная литература, содержит определенные сведения о жизни врача либо врачей русских евреев в США.

Сравнительно недавно вышла из печати книга видного врача и писателя Владимира Голяховского: "Русский доктор в Америке. История успеха ". Он эмигрировал в США в возрасте 47 лет в семидесятые годы 20 столетия. На примере своей небольшой семьи (жена и сын) он убедительно и очень рельефно представил судьбу русских евреев врачей. Автор совершено справедливо пишет: "Как в одной капле воды отражается все небо, так и история одного человека подобна капле, отражающей исторические события".

На основании опыта семьи, друзей, знакомых, единичных небольших публикаций совершено определено ясно, что продолжение профессиональной деятельности врача - иммигранта несравненно труднее, чем для лиц других специальностей (инженеры, педагоги, музыканты и т.д.).

Известно, что получение профессии врача в США очень сложно и для американцев. Это занимает 11-14 лет, а иногда больше. Для того, чтобы стать врачом общей практики, необходимо закончить четыре года платного обучения в колледже, затем четыре года платная медицинская школа и три года резидентура. Для получения конкретной специальности (эндокринолог, гематолог, аллерголог, гастроэнтеролог, окулист и т.д) нужно пройти курсы специализации, т.е.в течение 2-4 лет работать в соответствующем профильном высококвалифицированном учреждении, получая небольшую зарплату.

Особые трудности представляют годы резидентуры .- 100 часовая рабочая неделя, с частыми ночными дежурствами, полная зависимость от старших врачей, систематическое поучение медсестер и т.п. При этом зарплата очень низкая. Указанный период в жизни будущего врача образно называют "рабство".

Не менее сложна специализация. Она включает большую врачебную нагрузки, работу в лаборатории, научные исследования, доклады и многое другое.

Несмотря на указанные трудности, конкурсы в медицинские школы США заметно больше, чем в другие (бизнес, юридическая и т.д.). Это сершенно понятно, т.к. профессия врача (MD – medical doctor, physician) в стране уважаемая, востребованная и очень хорошо оплачиваемая.

Анализ и обобщения представленных материалов основаны на анкетировании по специально разработанной нами схеме, интервьировании, личном знакомстве и общении с врачами евреями, приехавшими из бывшего Советского Союза.

Иммигранту для получения права работать врачом т.е.получить американский диплом (лайсенс) необходимо сдать четыре сложных экзамена.

1. Основной (Basic), включающий все теоретические дисциплины (анатомия, нормальная и патологическая физиология, фармакология и другие).

2. Клинический, в который входят основные специальности (терапия, хирургия, акушерство, гинекология, инфекционные болезни и т.д.).

3. Так называемый флекс (Flex), представляющий сочетание теоретических знаний и практических навыков.

4. Английский язык (устный и письменный).

Экзамен считается сданным при не менее 75% правильных ответов из 500-550 вопросов. Для ответа на каждый вопрос отводится 3-4 минуты. В период сдачи экзаменов приходится заниматься 10-12 часов в сутки (чтение, аудио- и видеокасеты). Сложность экзаменов и их оплата с каждым годом увеличиваются.

В процессе подготовки к экзаменам врачи узнают много нового, необходимого для врачебной деятельности и не входившего в программы мединститутов страны исхода. Кое-что приходиться переучивать в свете новых научных и практических сведений.

После сдачи экзаменов, независимо от предшествующего врачебного стажа, обязательно прохождение резидентуры. Это "рабство" для иммигрантов осложняется тем, что в Советских и постсоветских мединститутах врачи не получают достаточного уровня знаний и практических навыков, не знакомы с современной аппаратурой.

Если врач принимает решение продолжить либо преобрести конкретную специальность он должен, как указано выше, закончить 2-3-4 –летнюю специализацию.

Все это нужно, по понятным причинам, осуществить иммигранту как можно быстрее при недостаточном, либо плохом знании английского языка, эмиграционных и иммиграционных стрессах, и как правило, плохих материально-бытовых условиях. Многим приходится сдавать тот либо иной экзамен два и более раз, что нередко становится причиной депрессии различной степени тяжести.

Даже при однократной сдаче всех экзаменов они продолжаются не менее 1.5-2 лет

Экзамены платные (250-500 долларов каждый.) В отдельных случаях материальную поддержку оказывают еврейские общественные организации, синагоги и отдельные лица.

Для получения высшей врачебной категории (American Board certification) дополнительно нужно сдать специальный, довольно сложный платный (750 долларов) экзамен. Подготовка к этому экзамену обычно сочетается с врачебной деятельностью.

Таким образом, в лучшем случае получение американского лайсенса для врача – иммигранта занимает 5-7 лет, подчас - до 10 лет.

Большинство иммигрантов-врачей сочетали сдачу экзаменов с различными видами неквалифицированной работы на полный, чаще на неполный, рабочий день.

Известно, что далеко не все врачи - иммигранты по разным причинам могут получить американский лайсенс, либо, как говорят, подтвердить диплом врача других стран. Нам думается, что их судьба представляет специальный интерес. Она должна быть изучена с несколько других позиций.

Исходя из этого, имеющаяся информация разделена на две группы:

1 группа - врачи подтвердившее свое право продолжать врачебную деятельность. Для них правомерены термины "Реализовавшиеся ","Состоявшиеся," "Самоидентифицировавшиеся".

2 группа - врачи, не получившие американский лайсенс, т.е. не имеющие права продолжить врачебную деятельность. Называть всех их "Несостоящимися", "Нереализовавшимися" нам думается неправомерно. Об этом –ниже.

О врачах, продолживших профессиональную деятельность

> " Тяга к знаниям ради знаний,
>   чуть ли не фантастическая любовь
>   к справедливости, стремление к личной
>   независимости вот черты еврейской
>   традиции, которая побуждает меня
>   благодорить Господа
>   за принадлежность к этому народу"
>
> Альберт Эйнштейн

Подавляющее большинство врачей из бывшего Советского Союза приехали в США по статусу беженца. Это давало им право на получение непродолжительной материальной помощи от государства и общественных еврейских организаций. Кроме того, необходимо с благодарностью отметить помощь и поддержку отдельных американских евреев, в том числе врачей.

Мы респолагаем информацией о 40 врачах. Основная масса прибыла в США в 1989-92 гг. Как правило, это были семейные пары (иногда оба супруга врачи), имеющие 1-2 детей. Приятно отметить, что в последующем некоторые семьи увеличивались. К сожалению, наблюдались случаи распада семьи. Во врачебных парах супруги сдавали экзамены поочередно. Чаще прекращали, либо не сдавали экзамены жены, предоставив эту возможность мужьям. Тем не менее, среди получивших лайсенс, соотношение мужчин и женщин 1 : 1 Повидимому, это можно объяснить тем, что врачебной деятельностью на бывшей родине чаще занимались женщины.

Возраст отличался большими колебаниями - от 26 до 57 лет. Значительно превалировали лица в возрасте 36-40 лет (48%) и 31-35 лет (34%). Лица в возрасте до 30 лет и свыше 50 лет- 9% соответственно.

Обращает внимание то, что в возрасте от 46 до 50 лет сдававших экзамены в нашей выборке не было.

Возраст эмигрировавших в 70 и ранних 80 гг был выше (от 50 до 57 лет). Обычно к сдаче экзаменов они могли приступать через 3-5 лет, накопив кое-какие денежные сбережения.

Относительно немолодой возраст врачей сдавших экзамены создавал в последующем дополнительные трудности для получения места в резидентуре и особенно для специализации. При этом нельзя не отметить насколько сложно врачу в таком возрасте выполнять очень тяжелую программу резидента и курсов специализации.

Нередко приему в резидентуру предшествует работа в госпитале (два-три-четыре месяца) в качестве волонтера, т.е. без зарплаты. Оценка этой работы, в значительной мере, определяет решение о приеме в резидентуру, либо отказ.

Таким образом, большинство врачей начинали трудовую деятельность после 40-45 лет

У 13 человек (32%) человек была ученая степень кандидата медицинских наук, у трех (7%) - доктора медицинских наук.

Эти данные подтверждают общепризнанный высокий профессиональный уровень эмигрантов четвертой волны.

Каким образом высокий профессиональный уровень достигнут евреями врачами в стране государственного антисемитизма? Такой вопрос иногда задают в американских общественных организациях и отдельные лица. Позволю себе повторить обяснение, приведенное мною в раннее опубликованной книге, посвященной преодоливающим антисемитизм. ("Только факты .*Антисемитизм на пути к образованию и науке*"Нью-Йорк,2004 год)

Полагаю правомерным в преодолении антисемитизма выделить три группы евреев.

К первой группе следует отнести лиц, которые, предвидя бесперспективность, не стремяться к получению образования, довольствуются малым.

Вторая группа более способных людей делает все возможное для осуществления образования. Они неустанно трудятся,делают многочисленные попытки для осуществления своей мечты. И если антисемитизм не преодолим, останавливаются на достигнутом уровне.

Третья группа это способные, одаренные и неутомимые люди,которым в той либо иной степени удается реализоваться. Очень часто им приходится итти на личные жертвы, включая эмиграцию Нужно думать,что многие иммигранты обладали указаными качествами, позволившим им достигнуть определенного профессионального уровня. Полагаю, что эти личностные качества и опыт сыграли положительную роль в получении американского диплома.

Большинство иммигрантов приступали к сдаче экзаменов вскоре после приезда в США, другие - после того либо периода работы.

Принято считать, что возраст иммигранта во многом определяет результат экзаменов – чем он больший, тем вероятность успеха меньше. Поэтому немалое количество врачей в возрасте свыше 45 лет не пытаются получить американский диплом. В связи с этим появилось шуточное двустишье: "Если молод Айболит, он диплом свой подтвердит ". Однако жизнь показывает, что возраст для умных и целеустремленных людей не помеха получить лайсенс американского врача.

В этой связи хочется рассказать о семейной паре врачей **Марке и Ларисе Фейгиных.**

Марк Фейгин *родился 15 марта 1924 года в городе Киеве (Украина) в семье портного. Мама занималась домашним хозяйством и воспитанием двух детей. В школе учился хорошо и закончил ее с отличием. Свое решение стать врачом связывает с военным лихолетьем. Окончив в 1946 году киевский мединститут с" Красным дипломом", очень хотел, наряду с лечебной работой, заниматься научными исследованиями. Но помешала преславутая " пятая графа". Нашел работу преподавателя по внутренним болезням в киевском военно-фельдшерцком училище. Клиническая база училища располагалась на кафедре пропедевтической терапии мединститута, руководимой академиком Максом Моисеевичем Губергрицем. Творческая обстановка в коллективе и желание Макса Мойсеевича приобщать молодых сотрудников к научным исследованиям способствовали тому, что Марк Фейгин получил такую возможность . Видя успехи доктора Фейгина, через год ему запланирована кандидатская диссертация на очень актуальную в то время тему. И после повторной успешной защиты диссертации продолжить научную карьеру не представлялось возможным – причина та же.*

В 1957 году по конкурсу получил должность заведующего терапевтическим отделением, а позже и главного терапевта республиканской дорожной больницы и юго-западной железной дороги.

Спустя 12 лет подготовил и успешно защитил диссертацию на степень доктора медициндких наук. Все это сочеталось с большой практической нагрузкой по занимаемой должности. Высокий профессиональный уровень, постоянное совершенствование знаний, комуникабельность обеспечивали успех в работе.

Лариса Фейгина *родилась 15 августа 1927 года в городе Киеве, в семье служащих.*
После окончания киевского мединститута была участковым врачом в дорожной больнице, а затем, после прохождения специальных курсов, бессменно работала в кабинете функциональной диагностики.

В 1978 году сын Марка (русский по матери) после антисемитских проявлений при устройстве на работу, решил эмигрировать в Германию. Как только об этом стало известно соответствующим органам, доктора Фейгина сняли с должности главного терапевта и вскоре предложили оставить работу заведующего терапевтическим отделением. В то время найти другую работу практически было невозможно и семья приняла решение эмигрировать. Марк, Лариса и две дочери в 1979 году навсегда покинули Киев.

Тогда путь семьи проходил через Италию. Спустя два месяца семья получила разрешение на въезд в США. В день намечаемого отъезда у Марка произошел инфаркт миокарда. Спустя два месяца врачи госпиталя разрешили ему продолжить дорогу.

Семья приехала в Чикаго, где жил двоюродный брат Марка. Лариса вскоре приступила к работе техника в кабинете функциональной диагностики.

Получив беспроцентный заем, через два месяца Марк поступил на курсы подготовки для сдачи экзаменов. Из-за плохого знания английского языка учиться было очень трудно, некоторые экзамены сдавал повторно.

В возрасте 58 лет начал обучение в резидентуре по специальноси "Физиотерапия и реабилитация". Через три года приступил к врачебной деятельности в частном бизнесе и атендингом (руководителем резидентов) в госпитале. Будучи грамотным терапевтом, часть времени отдавал приему больных с заболеваниями внутренних органов.

Проработав 11 лет, доктор Фейгин вышел на пенсию.

Лариса Фейгин вышла на пенсию в возрасте 67 лет.

В США семья приобщилась к еврейской культуре, обычаям. Все очень много путешествуют по стране и миру. Марк и Лариса систематически посещают концерты, выставки.

У Фейгиных большая дружная семья – трое детей и 5 внуков. Все довольны своей професиональной и социальной судьбой.

Марк и Лариса летом живут в Чикаго. Зимой переезжают квартиру во Флориде на берегу океана.

На вопрос о планах отвечают: "Быть здоровыми и наслаждаться жизнью".

Хочется рассказать еще о враче, сдавшей экзамены на получение американского диплома в немолодом возрасте при очень непростых семейных обстоятельствах.

Элеонора Исаева-Гольдшмит родилась 19 сентября 1939 года в Киеве (Украина). Мать врач, отец –служащий. В школе хорошо училась, увлекалась спортом. В решении стать врачом сыграла роль профессия мамы.

В мединституте училась очень хорошо и с большим интересом. Ее называли "Синий чулок" и "Книжный человек." Это означало что, кроме учебы, Элу никто и ничего не интересует.

Окончив с отличием мединститут, работала педиатром в больнице. С глубоким уважением и благодарностью вспоминает профессор В.Г Балабан и доцента Р.С.Бунчик, оказавших большое положительное влияние на ее клиническое мышление и научную деятельность. В 1998 году защитила кандидатскую диссертацию.

После выхода на пенсию проф. В.Г.Балабан, обстановка на кафедре резко ухудшилась как в практическом,так и в научном планах. Вспоминает Эла : " На кафедру пришли национальные кадры, но малообразованные люди. Пришлось поменять несколько мест работы, столкнуться с карьеристами и фашиствующими антисемитами."

Удалось найти работу во вновь открытой лаборатории иммунологии в институте туберкулеза. В возрасте 45 лет защитила докторскую диссертацию. В этом Элеонора усматривает большую заслугу руководителя лаборатории профессор Е.Чернушенко.

И после защиты не видела перспектив, т.к. не состояла в коммунистической партии и окружена антисемитами. Помог случай и Элеонора получила должность заведующей лаборатории иммунологии в институте ортопедии. Параллельно прољала практику в педиатрии.

Муж Элы, Бернард Гольдшмидт, кандидат медицинских наук, высококвалифицированный специалист в области патологии, почти всю жизнь проработал в институте онкологии. Из-за пресловутой "пятой графы" его не повышали по службе, не пускали заграницу.

Элеонора вспоминает как, будучи членом Ученого Совета киевского мединститута, наблюдала расцвет украинского национализма, антисемитизма и не видела перспектив для своих детей.

К этому времени дети закончили среднюю школу и медучилище. Повторно сдавали экзамены в мединститут, но в Киеве поступить оказалось невозможным.

В 1990 г. дочь Катя студентка 3 курса киевского мединститута с мужем и маленьким ребенком уехали в США. Поступить в киевский мединститут она смогла только после окончания медицинского техникума.

Обсудив ситуацию, семья приняла решение эмигрировать в США. Эла и муж уехали в 55-летнем возрасте и надежды работать по специальности не было. Но родители точно знали, что у детей и, в последующем у внуков, будет будующее.

В декабре 1992 года приехали в Нью-Йорк. Все начали с посещения курсов английского языка. Сын работал массажистом. Бернард получил работу лаборанта в Синай госпитале.

Счастливый случай свел Элу с видным ученым доктором И.Флам, который взял на работу ее и жену сына. Обе многому научились, включая английский язык. Благородный шеф подарил супругам машину. Дружба с ним и семьей продолжается.

Случайно узнали о медицинской школе в Нью-Йорке, которая за три года давала американское медицинское образование врачам из разных стран. Для поступления нужно сдать экзамен по английскому языку и представить документы о медицинском образовании. Учебу начала одновременно с женой сына. В школе было очень трудно и чрезвычайно интересно. После окончания школы в возрасте 58 лет получила место резидента по педиатрии. Этому способствовали положительные характеристики школы и предшествующего места работы. В резедентуре было очень нелегко. Там встретила хороших специалистов, многому научилась, приобрела друзей возраста своих детей.

В 61-летнем возрасте Эла приступила к работе педиатра в частной практике русскоговорящего врача в Нью-Джерзи. Позже окрыла собственный бизнес .

Дети работают по специальности" Работаем много и очень любим свое дело. "Профессиональная жизнь приносит глубокое удовлетворение"- говорит Эла.

Путешествует, любит классическую музыку, много читает, посещает театр.Регулярно поддерживает связь с друзьями, живущими в разных штатах Америки и других странах.

Много времени проводит с детьми и пятью внуками. В общем жизнь проходит интенсивно со своими радостями и горестями.

Итервью доктор Элеонора заключает: "Радостно думать, что выбор пути зависит от усилий и желаний личности" И далее:

" Не оставляйте стараний, маэстро,
Не убирайте ладони со лба"
Булат Окуджава

К сожалению, у подавляющего большинства врачей был недостаточный для сдачи экзаменов уровень английского языка При этом практически все эмигранты изучали английский язык в школе, либо с преподавателями и на курсах. В связи с этим сдаче экзаменов предшествовало изучение языка на курсах, у частных педагогов, либо самостоятельно.

Интерес представляет оценка иммигрантами степени трудности периода получения американского диплома. Казалось бы он должен быть оценен как тяжелый либо очень тяжелый. А между тем, большинство врачей оценивали его как "нормальный", "предполагаемый". Повидимому , это можно обяснить тем что" Цель оправдывает средства". А цель сдающих экзамен была непоколебимой– обязательно стать американским врачом.

Следует отметить,что в решении эмигрировать в ряде случаев имела значение информация о несравненно более высоком уровне диагностики и лечения в США. Некоторые говорили: "Мы знали, что нас ждет и для чего мы эмигрируем". Естественно, что такой подход помогает преодолевать трудности.

Основная масса врачей (79%) получила возможность работать по прежней специальности в несравненно лучших профессиональных и материально-бытовых условиях.

У 21 % врачей анализируемой выборки специальность изменилась. Это происходило либо по собственному желанию, либо в силу сложившихся обстоятельств (высокий конкурс и длительное обучение по хирургическим специальностям и т.п.).

Подготовку врачей в США все оценивали как хорошую либо очень хорошую, а в Советском Союзе - удовлетворительную, реже- хорошую.

После получения лайсенса большинство врачей начинали работать компаньенами в частной практике, а в последующем - самостоятельно. 25 % врачей заняты на академических должностях (медицинские школы, институты, большие фармацевтические компании). Обычно научно-педагогическая деятельность совмещается с работой в частном бизнесе.

Врачи регулярно посещают научные конференции по специальности в стране и за рубежом, являются членами профильных Ассоциаций .

Периодически и при переезде в некоторые штаты нужно подтверждать врачебный лайсенс. Необходимые для этого " баллы" получают за счет участия в конференциях, а также обучения на специальных курсах.

Материальный уровень у всех достаточно высокий (хорошие дома, автомобили для каждого члена семьи и т.п. и т.д.) .

Как же используют врачи – евреи предоставленные им возможности приобщения к религии, обычаям, истории своего народа?

Для получения права на эмиграцию учитывались преследования на религиозной основе. Это было одной из главных мотивировок американских евреев для того, чтобы добиться права советских евреев на эмиграцию.

Как и другим эмигрантам, врачам нужно было решать важную проблему приобщения к собственным корням - религии и истории своего народа. Последняя волна евреев-эмигрантов более ассимилирована, выросла в культурной и языковой среде бывшего СССР. Она во многом отлична от представителей иммиграции из России конца XIX - начала XX веков. Гигантская трансформация всего российского общества, начатая большевистской революцией, повлекла за собой глубокие изменения в жизни российского еврейства. Поэтому опыт приспособления к жизни в США четвертой волны еврейской эмиграции из России очень отличается от того, что испытали и через что прошли представители первой волны.

Нельзя не отметить, что синагоги, общественные организации и отдельные семьи создавали и создают условия и очень поддерживают возвращение русских евреев к своим корням, изучению истории народа. Несмотря на огромную занятость, большинство врачей и их семьи положительно восприняли указанную возможность. До эмиграции еврейские традиции и религия соблюдались только в единичных семьях. В стране исхода приветствовался атеизм. Приехав в США, большинство начали соблюдать основные традиции (брит- мила, батмицва, бармицва, еврейские праздники и т.д.).

Значительно быстрее и полнее это происходит в среде детей и подростков, особенно у посещающих еврейские учебные заведения (дневные и воскресные школы, ишивы). Это имеет место и в смешанных браках.

Практически все семьи регулярно путешествуют по США и во многие другие страны, как правило, включая Израиль. Систематически посещают музеи, выставки, театры и кино на русском и английском языках. Все это свидетельствует о высоком культурном уровне и достаточных материальных возможностях для реализации всего перечисленного.

Профессиональные и социальные успехи, культурные мероприятия свидетельствуют о вхождение русских евреев-врачей в американское общество.- *социализации*. Однако почти у всех число друзей-американцев на много меньше, чем русскоговорящих. Полагаю, что более тесный контакт русских евреев и американцев способствовал бы взаимообогащению.

Несколько другая ситуация в обществе детей и подростков. Русскоговорящие друзья, с которыми общаются на английском языке, составляет очень небольшой процент. В связи с этим некоторые родители, боясь, что дети потеряют язык предков, разными способами (школы, частные педагоги) учат детей русскому языку.

Интерес представляет знакомство с ближайшими и отдаленными планами в иммигрантских семьях. На этот вопрос многие не ответили, считая его конфидециальным. Те кто ответили, говорили о сохранении физического и умственного здоровья, продолжении профессиональной деятельности, разрешении семейных проблем, путешествиях.

Вышедшие на пенсию планируют быть здоровыми, наслаждаться жизнью (enjoy life) , располагая всеми необходимыми для этого возможностями.

США справедливо считается страной реализации личных возможностей без этнических и национальных ограничений.

Думается, что ниже приведенные рассказы, еще раз подтверждают эту замечательную реальность

Фельдман - Золотаревская Ирина родилась 10 сентября 1958 года в Москве. Отец – экономист, мать –библиотекарь. Родители много работали и старались дать своей единственной дочери , способности которой проявились в детстве, хорошее образование. В семь лет Ирочка поступила в первый класс престижной русско-английской школы. Училась хорошо и с интересом. Решение стать врачом приняла в 5 классе. Свое решение она объясняет тем, что специальность врача, независимо от места проживания, дает возможность помогать людям. А это постоянный девиз Иры.

После окончания школы поступила в 3 московский мединститут, который готовил врачей только для Москвы. Вспоминает , как на экзаменах ее пытались "провалить" Однако хорошая подготовка помешала этому. Очень нравилась биохимия, физиология. Всегда хотела быть эндокринологом. Неоднократно и успешно выступала на студенческих конференциях, много времени проводила на кафедре эндокринологии.

Окончив институт с отличием ("Красный диплом"), не смогла получить работу клинического ординатора либо место в аспирантуре. Все хорошо к ней относящиеся довольно прямо говорили, что причина неудач "пятая графа" т.е. национальность. С трудом изыскала возможность пройти курсы по эндокринологии в центральном институте усовершенствования врачей. После этого начала работать эндокринологом в межрайонной консультативной поликлинике.

При казалось бы полном благополучии , родители Иры хорошо понимали бесперспективность жизни в Советской стране. В 12-летнем возрасте это поняла Ира и стала видеть свою жизнь только в Америке.В последующем единомышленниками стал муж Валерий Фельдман, родители, друзья. Свое отрицательное отношение к советскому строю выражала тем,что не посещала пионерские, а затем комсомольские собрания, демонстрации и т.п. Став старше, всеми способами старалась побольше узнать о жизни в США, пользовалась запрещенными источниками (радиостанции, литература так называемого "самиздата" и др.). Родители считали, что Ира со своей семьей должны уехать. И только после согласия родителей на эмиграцию и поняв, что ее отъезд не чреват опасностью для них, в 1989 году навсегда покинула страну.

Приехла в США с мужем физиком по образованию, кандидатом физико-математических наук и двумя дочками (Юля 8 лет,Соня – 3 года)в штат Мэриленд.

По совету видного московского профессора Льва Гольдфарба, имеющего опыт американской жизни, поступила на Каплановские курсы подготовки к экзаменам. Для оплаты обучения на курсах получила беспроцентный заем в еврейской организации . Муж скоро нашел работу и дети остались на бесплатном попечении дошкольных еврейских учреждений и тети Инны. До начала занятий работала в электрокардиографическом кабинете, затем в лаборатории.

За 1.5 года успешно сдала необходимые экзамены . Место резидента, после нескольких месяцев работы волонтером,получила в Вашингтонском госпитале.

Мечта быть эндокринологом не покидала доктор Фельдман. К этому времени приехали родители, которые полностью взяли на себя уход за старшими детьми и новорожденной Эличкой.

После окончания курсов специализации в госпитале Д. Вашингтона, принята на работу в частный бизнес по специальности внутрение болезни и эндокринология. Ира имеет высшую врачебную категорию по двум специальностям – эндокринолог и терапевт. За непродолжительное время доктор Фельдман стала высококвалифицированным специалистом. Попасть к ней на прием стремятся как русскоговорящие, так и англоязычные пациенты. Очень много и регулярно читает литературу по специальности, посещает профильные конференции, выступает с докладами, лекциями.

Доктор Фельдман не ограничивается своей большой и ответственной профессиональной деятельностью. Она регулярно работает волонтером в различных общественных организациях,читает лекции по специальности в больших фармацевтических фирмах, участвовала в 100-километровом Марафоне по сбору средст для развития помощи больным раком грудной железы. Для участия в этом мероприятии нужно уплатить две тысячи долларов.

Является членом профильных Ассоциаций. Была координатором и выступала с докладом на второй конференции американско-русской ассоциации вречей,(Вашингтон, 2005 г). Нельзя не отметить ее благотворительную деятельность.

Ира удивительно разносторонний, глубокий, активный и неутомимый человек, прекрасная мать, жена, дочь. Она любит и знает литературу, искусство, музыку, кино. Успешно занимается восточными танцами. Ее замечательная особенность это умение включить окружающих в различные полезные мероприятия и помочь им во всех начинаниях. Всегда окружена друзьями из различных штатов и стран. Ее страсть - путешествия по стране и миру. Все это успешно реализуется на новой родине.

Будучи раньше атеисткой, оторванной от своих корней, Ира и ее семья приобщились к иудаизму, еврейской культуре. У нее и Валерия вскоре после приезда состоялась еврейская свадьба. Дочь Эличка готовится к батмицве. Старшие девочки Юля и Соня закончили университеты по специальностям, которые им нравятся. Может быть Эличка продолжит врачебную династию.

Ира никогда не останавливается на достигнутом, у нее постоянно возникают новые планы и она их успешно решает.Совсем недавно овладела методикой лечения повреждений кожи лазерным лучом.

На традиционный вопрос,как она оценивает процесс социализации ответила: " Нашей задачей было вырваться из империи зла. Поэтому за все доброе, что мы нашли в США, наша глубокая признательность и благодарность."

Ира с умилением рассказывает о двух событиях из жизни своих дочек. Попав незадолго до отъезда на мероприятие в московской школе, на котором дочка Юличка исполняла песню на русском языке. Тогда подумала:" Когда наконец закончится эта фальш". Спустя 10 лет Эличка, очень похожая на свою сестричку в аналочичной одежде, пела на английском и иврите, доставив маме огромную радость.

В планы Иры входит продолжение всего того чем она занята в настоящее время". Нужно наверстывать все упущенное" – говорит доктор Фельдман.

Шапиро -Каминкер Алла родилась Алла Каминкер 20 июля 1954 г в Киеве (Украина). Мать врач, отец инженер , участник 2 мировой войны. Родители долго не решались обзаводиться детьми, т.к. не были уверены, что смогут обеспечить ребенку получение высшего образования, желательно медицинского.

Успешно, не считая бесконечных болезней, завершила пребывание в детском саду и поступила в районную украинско-английскую школу # 112. Все годы училась на "5", активно занималась общественной работой, спортом, писала стихи, мечтала стать журналистом.

Зная антисемитскую обстановку в стране, особенно в Киеве, родители не поддерживали мечту дочери. Планы Аллы изменились после смерти в молодом возрасте ее учительницы. Приняла решение поступить в мединститут. "Я должна работать, чтобы помогать людям"- повторяла девочка много раз.

Закончив школу с "Золотой медалью", подала документы на педиатрический факультет Киевского мединститута. Хотела поступать на лечебный факультет, но там конкурс, в частности для евреев,был выше. Сдав вступительный экзамен по химии на"5", стала студенткой.

С горечью приходится вспоминать, что решение о принятии в мединститут было связано не только с положительными личностными характеристиками, хорошей подготовкой и спортивными заслугами Аллы. Немаловажное значение имело то, что пациентами мамы были ответственные работники Правительства Украинской республики.

В институте училась успешно, с большим интересом. С третьего курса занялась научной работой, напечатала статью в студенческом сборнике, продолжала изучать английский язык. Все это явилось основанием после окончания института рекомендовать Аллу на научную работу. При непонятных обстоятельствах необходимые для этого документы "потерялись". После незаслуженных оскорблений, направлена участковым педиатром в самое отдаленное и неблагоустроенное медицинское учреждение Киева.

Спустя два года, при поддержке декана педиатрического факультета профессор Веры Дмитриевны Чеботаревой, была избрана на должность младшего научного сотрудника отделения детской гематологии Киевского института переливания крови и гематологии. Положительному решению способствовали и некоторые непредвиденные обстоятельства (конкурентка отказалась от участия в конкурсе).

Много работала, осваивала новую специальность. Через три года подготовила к защите диссертацию на тему "Гормон роста и обмен липидов у детей больных лейкозом". Защита совпала с 6-месячным "юбилеем" дочки Олечки.

После публикации материалов диссертации, получила просьбу из США прислать статью. Однако спецчасть института не рекомендовала выполнять просьбу.

Как правило, ученая степень являлась основанием для получения более высокой должности. Осуществить это по месту работы, либо в других научных учреждениях оказалось невозможным для "лица еврейской национальности."

Тяжелейшая авария на Чернобыльской атомной электростанции (26 апреля, 1986 года) резко изменила жизнь и профессиональную деятельность. С первых же дней активно участвовала в оказании помощи пострадавшим, возглавила бригаду врачей для обследования детей, проживавших в одном из самых загрязненных радиацией районах (Народичи, Житомирская область).

Сразу же после аварии открыт институт радиационной медицины Академии наук СССР. Его директор профессор Владимир Григорьевич Бебешко предложил Алле должность старшего научного сотрудника. Министр здравоохранения

П.Е.Романенко сказал, что лица с такой фамилией не могут работать в этом учреждении. Круг замкнулся.

В этот период времени нарастал государственный и бытовой антисемитизм, евреи начали эмигрировать. Решится на это, по целому ряду обстоятельств, было очень сложно. 28 июля 1989 года семья в составе семи человек навсегда покинула родину-мачеху.

Путь в США оказался долгим (4 месяца) и очень тяжелым. Приехала в штат Мэриленд (декабрь 1989 год).

Первые встречи с американцами превзошли все добрые надежды. Они стали друзьями, оказывая все виды помощи советом и делом. Четыре поколения семьи (бабушка, мама, Алла и дочь) были адаптированы синагогой Beth El (Бетезда, штат Мэриленд), ставшей родным домом. Большую помощь и поддержку оказывали еврейские организации и отдельные лица.

Несмотря на все сложности, Алла решила начать подготовку к экзаменам для получения американского диплома. Через еврейские организации взяла беспроцентный заем и поступила на Каплановские курсы. Учеба проходила необычно тяжело. С нетерпением ждали результатов экзамена. Не сдала! Начала заниматься в библиотеке и дома. Все экзамены сдавала по несколько раз. В ожидании результатов работала в медицинской библиотеке, санитаркой в стоматологическом кабинете, изредка переводчиком.

Неудачи при сдаче экзаменов были неожиданы и непонятны. Нужно полагать, что причиной этого явился иммиграционный стресс, непривычная методика экзаменов, неблагоприятная обстановка в семье. Спустя 4 года после приезда сдала три основных экзамена.

Следующий этап образования – резидентура, сопряженная, как выше указано, с большими физическими и моральными трудностями, особенно для эмигрантов. По рекомендации профессора. П. Певзнер с последующим интервью, продолжавшимся рабочий день, принята в педиатрическое отделение Джорж-Таун университета, руководимое профессором О. Ренартом. До начала учебного года четыре месяца была волонтером. В резидентуре работа проходила успешно, многому научилась, увидела разницу подготовки специалистов и материальной базы в США и Советском Союзе.

Невзирая на все сложности, очень хотелось продолжить образование по детской гематологии и онкологии. Многие советовали отказаться от этой идеи, тем более, что возраст становился неблагоприятным (после 40 лет). Снова многочасовое интервью в Национальных институтах здоровья, рекомендации учителей (профессоров Наоми Лубани и Джозефа Гутенберг). Выдержав большой конкурс, приступила к работе в июле 1999. Первый год работы в госпитале был очень нелегким физически и морально. Придавали силы, успехи в диагностике и лечении раковых больных, в частности детей, и чувство долга.

Последующие два года работала в лаборатории, разрабатывающей противораковые лекарства, руководимой видным ученым и замечательным человеком Крисом Тахимото.

В программу обучения входили доклады по актуальным проблемам медицины на расширенных конференциях. Доклад, посвященный чернобыльской аварии, привлек внимание гражданских и военых ученых и врачей из института радиологии вооруженных сил США.

В результате совместно проведеных длительных исследований предложен для разработки препарат, оказывающий профилактическое и лечебное воздействие при радиационных поражениях.Препарат запатентован и проходит клиническую апробацию.

По рекомендации доктора Стива Гершфильда, с которым работала в Национальных институтах здоровья, прошла интервью и практику в Федеральном бюро по контролю лекарств и пищевых продуктов. Зачислена на должность медицинского офицера в онкологический отдел.

Спустя три года приглашена на работу во вновь открытый отдел, разрабатывающий методы профилактики и лечения радиационных поражений. Сбылась заветная мечта американского доктора Аллы Шапиро, которая никогда не могла быть реализована в бывшем Советском Союзе и независимой Украине.

Систематически участвует в Национальных и Интернациональных конференциях и съездах по специальности. Выступила с докладом на Интернациональной конференции в Киеве (Украина), посвященной 20 годовщине аварии на Чернобыльской атомной электростанции.

Работа доктор А.Шапиро отмечается наградами

Незабываемые события в жизни Аллы - батмицва дочки, встречи на праздники с друзьями в синагоге и в домашних условиях.

Радуют успехи дочки, с любовью относящейся к избранной профессии преподавателя испанского языка. Она постоянно совершенствует свой профессиональный уровень, в том числе в испаноязычных странах. После окончания университета получила подготовку по следующему уровню.Готовится к получению административной специальности. Вышла замуж,подарила маме двух прекрасных внуков.

Алла встретила замечательного человека Билла Мейпс, с которым связала свою судьбу. Адвокат по образованию, он очень старается ознакомиться с еврейской и русской культурой и вникать в медицинские проблемы. И это ему удается.

В США реализовались не только мечты профессиональные. Алла и ее семья смогли делать то,что абсолютно недоступно было в Советском Союзе. Это приобщение к иудаизму, истории своего народа, путешествия по всему миру (Израиль,Европа,Северная и Южная Америка, южная Африка), посещение музеев, выставок,и т.п. Проявились новые интересы и склонности (восточные танцы,спортивный клуб).

В дальнейшие планы Аллы Шапиро входит сохранение здоровья, хорошая семья, продолжение любимой работы и всего того, что доставляет радость жизни.

Ира Фельдман и Алла Шапиро молодые, способные, целеустремленные женщины, в чем-то одинаковые, в чем-то разные, близкие друзья, с различными семейными проблемами. Важно то,что обе смогли реализовать свои мечты и успешно войти в новую социальную среду. Все далось очень непросто. Немалое значение имела помощь семьи, доброжелательность и поддержка еврейских организаций, окружающих русскоязычных и англоязычных друзей. На память приходит афоризм: "Успех определяют не только благоприятные случайности а и огромный труд"

За благоприятные случайности "God bless America" ("Бог храни Америку"), а трудятся подруги для реализации мечты и последующих идей.

О врачах, не получивших американский диплом

> "Евреи подкупают меня своей стойкостью
> в борьбе за жизнь, своей неугасающей верой,
> умной любовью к детям, работе"
> **Максим Горький**

Рассказ врачах, не получивших американский лайсенс, хочу начать с **Ирины Келнер.** Она хорошо известна, всем кто слушает радиостанцию «Голос Америки»..

Ирина (Фейгина) родилась 24 августа, 1944 года в Москве в семье служащих. Хрошо училась, в детстве любила географию и музыку. Из школьной жизни в память врезался один печальный эпизод, оказавший существенное влияние на мировоззрение ребенка и в последующей жизни. По дороге из школы на нее набросились мальчишки и с криками "жидовка", стали избивать. От тяжелой расправы её спас и доставил домой прохожий. До того времени она не знала этого мерзкого слова. Успокаивая дочку, мама объяснила ей, что" мы евреи, и для достижения какой-либо цели должны хорошо учиться, упорно трудиться и быть лучше окружающих".

Закончив среднюю школу, Ирина поступила в мединститут. На решение стать врачом повлияла ранняя смерть сестренки еще до рождения Иры. Кроме того, в семье было несколько уважаемых врачей, и ей хотелось, как и они, помогать людям.

В институте хорошо училась и активно работала в научно-студенческом обществе, опубликовала несколько научных статей. Это помогло ей при распределении - получила работу стажера-исследователя в институте Гематологии и переливания крови в Москве. Спустя три года успешно защитила кандидатскую диссертацию на очень актуальную в то время тему.

С двенадцати лет Ирина начала слушать «Голос Америки», ВВС и Немецкую волну, позже родственника - непосредственного участника подавления венгерского восстания. Начала критически воспринимать происходящие в СССР события. После шестидневной войны в Израиле у Ирины впервые проявилось еврейское самосознание - стала интересоваться еврейской культурой, религией и традициями, хотя «пятый пункт» всегда мешал ей в продвижении по службе.

Всё это на фоне нарастающего антисемитизма определило решение Ирины и мужа уехать из СССР. В апреле 1974 года семья получила разрешение на выезд. Родители не разделяли решение дочери.

Через полтора месяца после приезда в США в город Кливленд, штат Огайо, у Ирины родился сын Марк Спустя несколько месяцев началала упорно искать работу по специальности. Ее настойчивость увенчалась получением работы на кафедре анатомии и гистологии медицинского факультета университета. Заведующий лабораторией доктор Джозеф Илан, посмотрев её резюме, особо не колебавшись, взял Ирину в свою лабораторию на должность лаборантки. Начались трудовые будни в новой области. Шеф был доволен новой сотрудницей и вскоре предложил вести лабораторные занятия со студентами по гистологии. «Как я могу вести занятия, я ведь говорю с таким чу довищным акцентом», - возразила Ирина. Он ответил:" Это не страшно, к вашему акценту будут прислушиваться. А значит вас будут внимательно слушать». Ира не сказала доктору Илану, что познания в гистологии у нее минимальные. Зубрила и переводила на английский русские учебники. Учила студентов, а они помогали ей осваивать английский язык. К тому же выяснилось, что в лаборатории доктора Илана, в которой работало человек десять, включая аспирантов, никто не умел проводить эксперименты с животными. Ирина ловко управлялась с экспериментами на мелких животных. Через полтора год пришлось переехать в Вашингтон, где муж получил работу.

Ирина отдала ребенка в ясли и стала искать работу в американской столице, сосредоточившись на Национальных институтах здоровья. Её старания увенчались успехом, и в декабре 1976 года она начала работать в одной из лабораторий отдела иммунодиагностики Национального ракового Института по програме для иностранцев. Продолжала и расширила исследования, которые проводила в Москве. Быстро освоилась, всё нравилось- работа и люди.

Закончив так называемый постдокторский период, Ирина перешла в другую лабораторию этого же института. Продолжала исследования в области иммунологии рака. Эта работа требовала полной отдачи, приходилось ставить множество сложнейших экспериментов, длящихся по 12-14 часов в день. Часто ей надо было работать в выходные и праздничные дни.

В это же время распалась семья, сыну исполнилось шесть ле, он часто болел, приходилось разрываться между домом и работой. Поняла,что придется чем-то пожертвовать.и приняла решение искать работу, не связанную с научными исследованиями. Так завершилась "первая жизнь" Ирины, начавшаяся в Советском Союзе и продолжившаяся в США.

И тут сработал «Его Величество случай». Одна знакомая посоветовала попытаться обратиться на радиостанцию «Голос Америки" и сдать четырех-этапный тест.Он длился четыре часа,с перерывом на 10 мин каждый час. Экзамен сдан очень хорошо! Началась вторая жизнь и скоро Ирина поняла, что полюбила новую профессию и решила продолжать трудиться в этой области.

Сначала готовила выпуски последних известий и политические комментарии , а через год программу получила программу «Медицина и здравоохранение», расширив ее с 10 до 30 м. Освещала конференции по борьбе с потреблением наркотиков и слушания в Конгрессе, демонстрации в поддержку советских евреев и разделенных семей, Олимпийские игры для инвалидов, работу центра, создававшего искусственное сердце, учения слушателей полицейской академии и многое-многое другое. Вела прямые репортажи с вашингтонских улиц и из здания Конгресса США.

Ирина справедливо гордиться тем, что первая рассказала по-русски, о СПИДе, когда и слова-то такого ещё не знали. Она провела интервью с сотнями врачей и ученых. Очень много писала о об этом новом в то время заболевании, введя специальную рубрику в программе.

В своих передачах Ирина Келнер рассказывала о достижениях американской медицины, новых методах лечения, диагностики и профилактики, ещё не известных в Советском Союзе.Подолгу рассказывала слушателям о профилактике радиационных поражений.

Отмена глушения радиостанции из Советского Союза внесла ещё один важный компонент в работу- огромный поток писем ((благодарности за интересные передачи, просьбы оказать помощь в лечении больных, прислать лекарства и т п). Читая все эти письма, Ирина осознавала своё бессилие. Особенно тронуло письмо бабушки, единственный годовалый внук которой Кирилл страдал опухолью мозга. Удалить ее в СССР было невозможно, так как там в то время не умели давать наркоз таким маленьким детям. Бабушка спрашивала, можно ли что-то сделать в Америке. Это было письмо отчаяния и надежды.

За несколько недель до получения этого письма Ирина интервьюировала сотрудницу одного благотворительного фонда, помогающего детям из других стран с черепно-лицевыми заболеваниями. Она решила обратиться в этот фонд. Там пообещали, что если, получив историю болезни ребенка, специалисты сочтут, что его можно оперировать, то фонд оплатит расходы по лечению. И началась эпопея, в ходе которой предстояло добиться получения выписки из истории болезни, перевести её на английский язык, послать в фонд, получить заключение нейрохирурга. В мае стало известно, что Кирилл, получил разрешение на беспластную операцию в в нью-йоркской клинике Монтесори. Оставалось только привезти ребенка. Вот это оказалось самым трудным. И не потому, что мальчик был нетранспортабельным - ему не давали визу на выезд из СССР. Узнав об этом, Ирина рассказала его историю по радио, делая упор на то, что, если его не выпустят в США на лечение, мальчик может умереть. Тем временем историю Кирилла подхватила и американская пресса, включая «Нью-Йорк Таймс». В августе мальчик вместе с бабушкой прилетел в Нью-Йорк.

Ирина встречала больного ребенка в аэропорту имени Кеннеди. Через несколько дней Кириллу сделали операцию. Она прошла хорошо, опухоль оказалась доброкачественной. Но так как время было упущено, мальчик ослеп потому, что огромных размеров опухоль сдавила зрительный нерв.

О Кирилле и его судьбе писали газеты, делались репортажи по телевидению, и его случай привел к сотрудничеству американских благотворительных организаций с Советским детским фондом, началу которого немалую роль сыграла радиостанция «Голос Америки» и Ирина Келнер лично.
Через 15 лет жизни в иммиграции. Ирину попросили организовать помощь детям, пострадавшим в результате Чернобыльской катастрофы. Будучи в Москве посетила отделение лейкозов в детской клинической больнице. Потрясла убогость оборудования и полные скорби глаза больных ребятишек.

Вернувшись в Вашингтон, супруги Ирина и Леонид Келнер организовали благотворительную организацию под названием «Международная ассоциация детских лейкозов». Вскоре они собрали первую партию безвозмездно пожертвованного медицинского оборудования, которое намеривались передать в детскую больницу белорусского города Гомеля, где лежали дети, страдающие этим заболеванием. Весь груз был бесплатно переправлен в Москву авиакомпанией Люфтганза (Аэрофлот отказался помогать), а затем должен быть доставлен в Гомель. Не известно, сколько из собранных медикаментов и аппаратуры дошли до непосредственных адресатов. По всей вероятности, немного, так как через полгода после прибытия груза, оказалось, что несколько нераспечатанных ящиков, пылятся под лестницей в помещении Детского Фонда.

Вскоре Ирина и Леонид поняли, что всё посланное ими оборудование оседает неизвестно где, разворовывается, ломается и бесследно исчезает. Решено, что работа Ассоциации будет сконцентрирована на сотрудничестве ведущих американских специалистов по детским лейкозам и их российских коллег. Сотрудничество сводилось к консультациям отдельных пациентов с использованием только появившейся тогда электронной почты. В 1990м году компания"Спринт" бесплатно предоставила Ассоциации электронную почту для американо-советских медицинских консультаций. Ирина и Леонид выполняли проект по подбору доноров костного мозга из СССР и впоследствии в России для пересадки американским детям, страдающим лейкозами. Международная Ассоциация Детских лейкозов просуществовала в течение 10 лет.

Все эти годы Ирина продолжала работу на «Голосе Америки» в качестве автора и ведущей программы" Медицина и здравоохранение".

После распада Советского Союза и изменения политической ситуации в бывшем СССР, изменились и программы радиостанции. Они стали рассказывать не только о событиях в мире и на пост советском пространстве. Радиостанция начала всё больше и больше освещать то, как в США решаются различные проблемы, полагая, что предоставляет слушателям возможность услышать иную точку зрения на интересующие их вопросы.

В связи с этим в 1993 году, помимо медицинской программы, которая все ещё оставалась получасовой, Ирина Келнер стала автором и ведущей программы «Родительская школа». Она приглашала на эту еженедельную 10-минутную программу психологов и педагогов детей с эмоциональными нарушениями для разбора трудностей, с которыми сталкиваются родители. В эфир вышло более ста выпусков этой программы, чем Ирина весьма гордится. В 1995 году по её инициативе на «Голосе Америки» появилась еженедельная десятиминутная передача «Основы управления», которую она готовила и вела. Идея программы пришла после дня проведенного в одной московской фирме, куда был направлен в командировку её муж. В каждом выпуске «Основ управления» разбирались вопросы менеджмента, на которые отвечали два приглашенных специалиста. Ирина подготовила более ста передач «Основ Управления», которые, как известно из писем слушателей, явились для них ценным пособием по проблемам, решения которых они раньше не знали. Ирина считает, что готовя эти передачи, сама очень многому научилась в области менеджмента. Она получала огромное удовольствие от подготовки передач и ежедневных выходов в эфир.

В связи с политическими переменами в бывшем СССР в конце девяностых годов были резко сокращены часы вещания Голоса Америки на русском языке. Закрылись программы «Родительская Школа» и «Основы управления», формат медицинской программы уменьшился до десяти минут. И тут пригодились знания, почерпнутые из «Основ Управления».

В 2002 году, победив трех конкурентов, Ирина Келнер получила должность старшего редактора часовой передачи об Америке «Панорама». Эта программа рассказывала обо всех аспектах американской жизни: политика, государственное устройство, экономика, сельское хозяйство, путешествия, литература, театр и кино, музыка, спорт.

«Панорама», знакомила слушателей с основами демократии, рассказывала об истории и традициях нашей страны. В течение трех лет Ирина наслаждалась тем, что может познакомить слушателей с огромным объемом информации о том, что происходит в США. Но всему приходит конец. В середине 2005 года «Голос Америки» начал ежедневные телевизионные передачи, и из-за нехватки сотрудников для их подготовки, «Панораму» закрыли, оставив лишь два часа радиовещания. Однако работы у Ирины не стало меньше, а наоборот, прибавилось, и даже очень. В настоящее время она старший редактор ежедневной часовой политической программы «События и размышления», которую сама ведет три-четыре раза в неделю.

Политика политикой, но доктор Келнер не забывает и медицину (готовит и редактирует медицинские сюжеты для телевизионных программ «Объектив» и «Окно в мир»). Ведет все интерактивные программы «Говорите с Америкой на русском языке", посвященные проблемам медицины. Это программы с участием слушателей, которые звонят в студию по бесплатным телефонам и задают интересующие их вопросы. На вопросы отвечает Ирина и приглашенные специалисты. «Выйдя из студии после таких программ, я ощущаю поистине глубокое удовлетворение» -комментирует она.

Иногда Ирина спрашивает себя: «Что было бы, если я осталась в медицинской науке». И сама же отвечает на этот вопрос: «Уйдя из непосредственной медицины, я получила возможность помочь значительно большему числу людей, чем, проводя исследования в лаборатории или в клинике. И я продолжаю свою работу, которая мне очень и очень нравится". Это ее вторая жизнь.

Нельзя не отметить взаимосвязь и взаимодополняемость двух жизней Ирины. Это большая заслуга и удача.

Ирина была замечательной дочерью, которая теперь хранит память о своих родителях. Она заботливая и любящая мать и жена.

По роду службы Ирина посетила очень много стран на различных континентах, была аккредитованным журналистом на многих международных конгрессах, конференциях, общалась с очень интересными людьми – учеными, политиками, государственными деятелями. «Я облетала весь мир» - обобщает Ирина.

Семья Келнер очень любит и ценит искусство. Более 10 лет в их гостеприимном доме регулярно (раз в месяц) проводились концерты классической музыки и джаза, встречи с писателями, выставки. Ирина всегда стремилась оказать внимание и помощь всем нуждающимся. У нее много друзей и последователей.

А впереди у этой неугомонной, интересной и успешной женщины много новых интересных планов.

Наши материалы содержат информацию о 42 врачах. Из них самое большое количество прибыло в 1989-1992 гг.Как правило, они приезжали со взрослыми детьми и внуками по статусу беженца.

Возрастной сотав к моменту приезда : до 50 лет – 6 человек (14%), 50-60 лет – 19 человек (46%) , 61-65лет – 10 человек (24%), 66-70лет- 6 человек (14%), свыше 70 лет – 1 человек (2%). Следовательно, 70% были в возрасте от 50 до 65 лет.

Согласно существовавшему законодательству, длительная материальная помощь и медицинское обеспечение представляются беженцам, начиная с 65-летнего возраста (в некоторых штатах – с 62 лет). Поэтому лица моложе указанного возраста должны были как можно скорее найти работу. Этому обязательно предшествовало изучение английского языка, т.к. на бывшей родине у них практически не было такой возможности. Английский язык изучался на курсах а в больших городах – в колледжах, в которых учащиеся получают стипендию.

Очень редко лица в возрасте 45-50 лет рассчитывали сдавать экзамены и проходить практическую подготовку для получения лайсенса американского врача. Изредка после 1-2 неудач, навсегда отказывались от последующих попыток. Часть врачей не могла сдавать экзамены в связи с плохими материальными условиями, болезнью детей и членов семьи, плохим состоянием здоровья, недостаточным знанием английского языка, тяжелым стрессом и т.п.

Работу приходилось начинать с неквалифицированной (уборщики, грузчики, уход за детьми, пожилыми, больными). В последующем большинство находили работу, так либо иначе связанную с медициной. Иногда этому предшествовало обычно бесплатное обучение на курсах специализации. Со временем врачи занимали должности медсестер, лаборантов в биохимических и других лабораториях (электрокардиографии, ультразвукового исследования и т.п.). Указанные профессии неплохо оплачиваются и на них обычно работают до выхода на пенсию.

Везением можно считать единичные случаи, когда американские врачи приглашали в качестве помощников квалифицированных врачей, не имеющих американского диплома. Это доставляло большое моральное удовлетворение и обеспечивало безбедную жизнь.

Лица в возрасте 50-60 и особенно выше это высококвалифицированные специалисты, в большинстве занимашие высокие должности (старшие научные сотрудники, заведующи.лабораториями, отделениями и даже кафедрами. Среди них 11 человек с учеными степенями (кандидаты медицинских наук – 17%, докторов медицинских наук –31%).

Все они поступали в мединституты до либо во время Отечественной войны, когда евреев принимали на общих основаниях. Антисемитизм их поджидал в последующем. Умным и целеустремленым, любящим свое дело удавалось "прорваться".

Как же сложилась жизнь этих немолодых людей, квалифицированных и высококвалифицированных специалистов, в одночасье потерявших возможность продолжать свою деятельность.? Даже тех, кто был теоретически готов к этому, не миновал различной тяжести стресс с последующими депрессивными состояниями.

Оправившись от стресса, гордые успехами и перспективами детей и внуков, большинство стали искать свою " нишу" в совершенно новых для себя условиях.

Это можно проиллюстрировать на примере жизни профессоров А.И.Клейнера и Ю.И.Рафеса

Анатолий Клейнер родился в.1928 году в городе Харькове (Украина) . Мать – домохозяйка, занималась воспитанием трех детей, отец - служащий. Как и все дети посещал детский сад В 1941 году во время войны эвакуировался с семьей в г Барнаул (Казахстан). Вернувшись из эвакуации в Харьков, окончил школу с "Золотой медалью". В школе проявился интерес и способности к точным наукам. Однако под влиянием дяди, занимавшимся биохимией, решил поступить в Харьковский медицинский институт. Занимался научными исследованиями на кафедрах биохимии и гистологии. С 4 курса работал в научном студенческом кружке на кафедре терапии,руководимой профессором Виктором Моисеевичем Коган-Ясным. Студенческие исследования Анатолия публиковались и повторно завоевывали призовые места.

Закончив с" Красным дипломом" в 1951 году мединститут не получил возможности продолжить научную работу.Это были годы жестокого государственного антисемитизма.Пришлось уехать в отдаленный район Актюбинской области (Северный Казахстан). Спустя 10 лет смог вернуться в Харьков, имея степень кандидата медицинских наук после окончания заочной аспирантуры (руководитель академик Н.Д.Беклемишев) и опыт работы ассистента кафедры терапии.

С 1962 г начал работать в Харьковском научно-исследовательском институте гигиены труда и профзаболеваний в должности младшего научного сотрудника. Защитил докторскую диссетрацию, подготовил 8 кандидатов медицинских наук, стал руководителем отделения.,опубликовал свыше 200 статей и 8 монографий, руководил подготовкой научных кадров. Однако по тем же, хорошо известным, причинам, только через 20 лет получил звание профессора.

Профессор А.И. Клейнер всегда был очень занят, уважаем и как многие другие, об эмиграции мало думал. Единственному сыну в обозримом будующем предстояла пересадка почки. Ему хорошо были известны печальные исходы таких операций в Советском Союзе. Семья решила эмигрировать в США.

Приехав в возрасте 64 лет А.И. понимал, что получить лайсенс врача он не сможет.Со свойственной ему целеустремленностью нашел работу лаборанта в госпитале. Английский язык изучал в колледже.

Довольно скоро совместно с профессором Д.Б. Голубевым смог собрать единомышленников,которые не могли работать по специальности и очень были угнетены непривычной для них бездеятельностью. Это бывшие сотрудники (В. Макотченко) коллеги (О. Б. Минскер,доктор медицинских наук Л.Г.Лозинский, доцент Р.А.Пинхасов и многие другие). Было создано Американско-Русское медицинское общество (ARMS).

Постепенно число членов общества увеличвалось. Деятельность его многообразна. Систематически раз в два месяца происходят встречи-конференции, на которых обычно выступают члены общества. Повестка дня включает актуальные вопросы современной медицины и собственный опыт авторов.

Проведена работа по подготовке иммигрантов врачей к сдаче экзаменов для получения американского диплома врача.

С помощью спонсоров проведены две международные конференции (1997г и 1998г) по актуальным проблемам медицины и биологии.

С докладами выступили ученые бывшего Советского Союза и многих научных центров США.

Самой высокой оценки заслуживают опубликованные А.Клейнером (самостоятельно и в соаторстве) семь монографий и справочников(см Приложение). Они стали настольной книгой для людей, не владеющих английским языком.

Во всем перечисленном просматриваются способности, скрупулезность и любовь к работе, стремление отдавать свои знания и опыт. И все это создается в немолодом возрасте, при пошатнувшемся здоровье и семейных проблемах.

Обобщая представленные материалы можно сказать,что Анатолий Клейнер, преодолевая возраст и немалые трудности, смог оказать большую помощь русскоговорящим иммигрантам,получив моральное удовлетворение.

Немного времени остается у Анатолия и его верного соратника жены Раи для культурных мероприятий и путешествий.Хочется надеяться, что это еще впереди.

На вопрос о самооценке профессор А.Клейнер ответил: "Я удовлетворен всем,что делаю,понимая,что в стране исхода это было бы невозможно. Однако насталгия по профессии врача и исследователя не покидает."

В планы А.Клейнера входит сохранени здоровья и продолжение разноплановой деятельности.

Юлиан Рафес родился в 1924 году в городе Вильнюсе (столице Литвы, в то время находящейся под властью Польши). Отец врач и видный еврейский общественный деятель на ниве социальной медицины, один из руководителей Бунда (социал-демократическая еврейская партия). Мать закончила классическую гимназию с разрешением работать учителем в младших классах школы. Она не приступила к работе, занималась воспитанием двух сыновей и дочери.

До 15 летнего возраста Юлий разговаривал на польском языке, в общественных местах – на еврейском, а русскочо не знал. В 1935 году с родителями переехал в местечко Ляховичи.

В день начала войны (22 июня,1941г) семья бежала в Советский Союз и оказалась в городе Челябинске (Сибирь).Там Юлиан вначале работал, затем поступил в мединститут. После окончания войны семья переехал в Днепропетровск (Украина), где окончил мединститут. Вспоминает сложности и опасные периоды жизни, связанные с" неблагонадежным" прошлым отца.

Мечтал о научной работе,что было невозможно для еврея.К тому же плохо разговаривал по-русски. Получил должность врача в терапевтическом отделении днепропетровской больницы.

Способный, целеустремленый, образованный доктор Ю.Рафес не покидал мечты заниматься научными исследованиями. Он сделал, казалось, невозможное –работая в практической медицине защитил кандидатскую, а затем докторскую диссертацию. Но и после этого продвижение по службе осуществлялось с огромным трудом. Вынужден был на время покинуть Днепропетровск и работать в Вильно в лаборатории по созданию новых лекарств. Через 6 месяцев приглашен на должность заведующего отделением днепропетровского института гастроэнтерологии. Юлиан Исаакович с благодарностью вспоминает высоко порядочных сотрудников, оказывающих ему содействие в преодолении антисемитизма.

Он автор около 200 научных публикаций, в том числе трех книг, награжден Золотой медалью Всесоюзной выставки народного хозяйства. Интересовался историей медицины, международными связями.

В 1988 году эмигрировал в США. Свое решение он объясняет одиночеством, наступившем после смерти любимой жены и соратника Дуси и эмиграции единственного сына с семьей. Немаловажную роль имел не утихающий антисемитизм.

После приезда в Нью Йорк в течение 5 лет работал в еврейском научном институте YIVO в должности стипендиата-исследователя. Этому способствовало то, что указанный институт был основан в Вильнюсе и Юлиан располагал очень интересными сведениями его истории.

Бесценными представляются опубликованные на русском и английском языках книги (см. Приложение). Восхищает их глубина, наряду с разногообразием тематики. Они получили признание в США и в Украине. Юлиан Рафес с большой признательностью говорит о спонсорах, без которых это не было бы осуществимо.

Кроме того, Юлиан является автором нескольких телевизионнных передач по проблемам Холокоста. Был организатором первой всемирной научной конференции "Еврейское медицинское сопротивление во время Холокоста" (Нью Йорк, 1996 г.). У него очень теплые взаимоотношение с сыном и его семьей (жена, внук, правнук).

Несмотря на очень активную деятельность и хорошие социально-бытовые условия, испытывает ностальгию по любимой работе и старым друзьям.

"Взамен потеряному, говорит профессор Ю.Рафес- я получил возможность закончить и опубликовать начатые в Советском Союзе исследования по истории медицины и Холокосту. Я выполнил давно поставленную перед собой задачу написать о моих соучениках по школе в Вильнюсе, сгоревших в пламени Холокоста".

Отрадно отметить, что врачи, не имеющие возможности продолжать профессиональную деятельность, регулярно стали публиковать материалы по так называемой популярной (научно-просветительной) медицине. Они печатаются во многих русскоязычных газетах (" Новое русское слово", "Форвартес," "Еврейский мир","Каскад" и многие другие). В течение года еженедельно в Нью-Йорке издавалась газета "Медицина и здоровье" (редактор профессор Даниил Голубев), авторами которой были видные ученые. Она пользовалась успехом у русскоязычного населения. В связи с финансовыми трудностями газета,к сожалению, закрылась. В больших городах с большой плотностью иммирантов создаются медицинские общества .

Статьи на медицинские темы печатаются и в медицинских научно-популярных журналах ("Панорама", "Здоровье" и др.).

Научно-медицинская тематика в больших городах с участием иммигрантов освещатся по радио,телевидению,на лекциях, в еврейских общественных центрах, учреждениях реабилитации и т.п.

Особенно положительно следует оценить издание монографий на медицинские темы. Большой интерес представят издания,посвященные социальным и историческом событиям (см. " Приложение").

Эпилог

Жизнь эмигрантов, как правило, состоит минимум из двух частей- до и после эмиграции.

Само решение эмигрировать в большинстве случаев направлено на то, чтобы начать новую, естественно лучшую, жизнь. С другой стороны иммигрант в силу личностных качеств и складывающихся обстоятельств начинает вторую жизнь, не представляя себе точно, во что это выльется. А результаты бывают очень и очень разные.

Я как-то шутя подумала, что не плохо было бы придумать "тесты на эмиграцию", определяющие в каждом отдельном случае, в частности у врачей, действия тестируемого. Не знаю, найдет ли моя шутка много сторонников. Пока тестов не придумали, нужно исходить из многих конкретных положений и ситуаций.

Можно полагать, что для эмигрантов и иммигрантов русских евреев врачей, может иметь немалое значение опыт предшественников. Он должен основываться на всестороннем и глубоком анализе различных проблем и вопросов на репрезентативном материале. Пока такие исследования не проводились и не намечаются. До сих пор не уточнено число эмигрировавших врачей. Известно только, что в 1999-2000 гг прибыло 647 человек.

Безусловно, нельзя отрицать, что объективную и полезную информацию можно получить из опыта отдельных лиц и группы людей.

Русский прозаик Белов, эмигрировавший во Францию сказал: "Эмиграция это драма и школа повиновения" И с этим нельзя не согласиться. Дай Бог, чтобы эта драма как можно чаще имела "Happy end" (Счастливый конец).

Что касается повиновения, то оно тоже имеет место. Нужно только суметь его объективно интерпретировать. Вхождение в другую жизнь сопряжено с учением и переучивание, подчас квалифицированных и высококвалифицированных в предыдущей жизни, лиц. Это создает ощущение повиновения. Обычно, по мере повышения профессионального и социального статуса, оно уменьшается и иммигрант начинает чувствовать личную свободу. А это один из основных принципов Конституции США!

Иногда затянувшееся повиновение связано с антииммиграционными настроениями тех либо иных лиц. С этим приходится считаться. Нельзя не отметить и имеющуюся у некоторых иммигрантов чрезмерную амбициозность.

Полагаем, что представленные нами фактические материалы позволяют сделать некоторые обобщения.

Принимая решение об эмиграции необходимо по возможности четко определить ее причины и цели – почему и зачем эмигрировать.

Всем врачам эмигрантам, включая русских евреев, приходится по сути начинать образование заново. Для этого необходимо хорошее знание американского английского языка, желательно молодой возраст, поддержка родных и друзей, пренибрежение амбициями. Однако представленные материалы свидетельствуют, что во всех правилах бывают исключения.

Обучение по специальности необходимо сочетать с познанием новой для каждого социальной среды во многом отличающейся от страны исхода.

Представленные материалы касаются в общем благоприятных случаев жизни эмигрантов и иммигрантов. Они не специально подбраны – так сложилось...

По наслышке знаю не только о драматизме, а и о трагизме случаев эмиграции и иммигрантов. Не располагая достаточной информацией, не могла о них писать. Это самостоятельный и чрезвычайно важный раздел. Хочется надеяться, что он получит свое освещение.

Нередко возникает вопрос, что потеряли либо нашли страна исхода и иммиграции. Известно, что США – страна иммигрантов. С этим, не без основания, связывают ее успехи.

Думаю, что представленная информация свидетельствует о потерях страны исхода. Эмигрировали способные врачи и научные работники, не получившие возможность реализовать свои способности и стремления.

Врачи, получившие и не получившие американский диплом, различного возраста вносят много полезного в жизнь страны. Тем не менее, у лиц не получивших диплом американского врача, остается, в той либо иной степени выраженное, чувство несостоявшегося человека. С этим нельзя полностью согласиться. Они тоже по своему социализировались в новой стране .

В заключение выражаю глубокую признательность всем лицам, оказывающим содействие в сборе материалов, что оказалось, к сожалению, довольно трудным.

Приложение

Список книг, изданных русскими евреями врачами.

Бердичевский М.	Маймонид (1998), с 220
Берхин Е.	Лекарства без рецептов (справочник лекарств и пищевых добавок, 2002 г.с.192
Берхин Е.	Чем занимаются почки?, 2003 г.с.96
Векслер И.	Этюды о медицине Н-Й,1996,с.164
Голубев Д. Щиглик Д.	Путь к Сиону,2002,с.280
Геллер И.	Из жизни врача (2001) с 478
Голяховский В.	Русский доктор в Америке (История успеха) 2001 г.с.505
Клейнер А. Буслович С. Макотченко В.	Чем лечиться в Америке ,1997 г.с 330
Клейнер А. Буслович С Макотченко В.	Новые лекарства в Америке (справочник – 2) 2001,с.319
Клейнер А. (глав. Редакторp)	Американская семейная медицинская энциклопедия, 2000 г.с.1003
Клейнер А. лекарств,2002	Как избежать осложнений при приеме С.263
Клейнер А.	Что нужно знать о медицинских тестах и анализах 2004,с.250 .

Клейнер А.   Серебряный возраст и наше здоровье,2004, с

Клейнер А (ред)   Добрая память сердца. Нью Йорк,2009,439 с

Мельман Н.
Вайнруб Е.
Бранован Д.   Медицинские последствия аварии на Чернобыльской АЭС,2000 г., с 65

Мельман Н.   Только факты Антисемитизм на пути образования науки Нью Йорк 2002 г, с.128

Мельман Н.   Радиация и здоровье (E-book),2009

Melman N.   JUST the Facts Publ.Amerika,2013,p.151

Пинхасов Р.   Мужчинам о мужчинах (2000).с 191

Rafes Y   The way we were before our destruction Baltimore-New York, 1997,c.221

Рафес Ю.   Дорогами моей судьбы,Балтимор,1998,с.434

Rafes Y.   Doctor Tsemakh Shabad Baltimore-New York, 1999,с.228

Rafes Y.   Duodenal Antifatigue Hormonal Factor New York,2001,с.120

Rafes Y.   Doctors and Patients: Doomed to Destruction, New York, 2002 с.264

Рафес Ю.   Эпидемия терроризма и уроки Холокоста,Нью Йорк, 2004с.200

Rafes Y.   Virus of Fanatical Hatred and Epidemic of Terrorism, New York, 2005, с.110

Рафес Ю.   Дуся Нью Йорк,2006 с. 216

Рафес Ю.   Еврейский врач в Восточной Европе,Нью

Йорк,2006,с.325

Файн С.   Иудейская война, 2002 г,с.245

Цафрис П   Битва в пути , 2001,с.477

Шамраков Д.   Общение без переводчика в англоязычных медицинских
                учреждениях 1999 г. с 140

   Даже неполный перечень изданных книг, свидетельствует о высоком професионализме и эрудиции авторов. Совершенно очевидно,что   многие книги не могли быть изданы в стране исхода ни раньше, ни в настоящее время.
   Слава и глубокое уважение нашим пожилым коллегам – авторам актуальных изданий!.

Об авторе

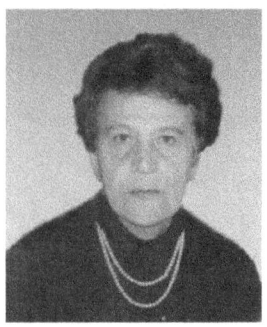

Нелли Мельман доктор медицинских наук,старший научный сотрудник киевского научно-исследовательского института урологии и нефрологии.Соавтор 11 книг (пособия,монографии,справочники и др.). Опубликовала свыше 150 научных статей.

В ноябре 1989 года по статусу беженца с семьей приехала в США.

В течение 15 лет работала в лаборатории молекулярного распознавания Национальных институтов здоровья (руководитель проф. К.Джейкобсон). Соавтор 40 статей по актуальным вопросам молекулярной биохимии.
В настоящее время работает в Центре социальной помощи.
В США в соавторстве опубликовала научно-популярную брошюру "Медицинские последствия аварии на Чернобыльской АЭС" (Нью-Йорк,2000 г),главу в "Американской Семейной Медицинкой энциклопедии" (Нью-Йорк, 2001), книгу "Только факты –антисемитизм на пути к образованию и науке" (Нью-Йорк,2004 г) JUST THE FACTS ,Publ.America,2013,p.151.

Систематически изучает и публикует в газетах и журналах материалы по актуальным вопросам медицины и практки. Участник двух конференций по проблемам Чернобыльской катастрофы (2006 и 2007 г Докладчиком на всемирных конференциях. Регулярно выступает в русскоязычных аудиториях.

Жизнь и деятельность Н.Я. Мельман отражены в книге "Чтобы знали и помнили" (С.Золатарев,Нью-Йорк,2000 г), в столичной газете "Beacon" и в газетах штата Мэриленд.